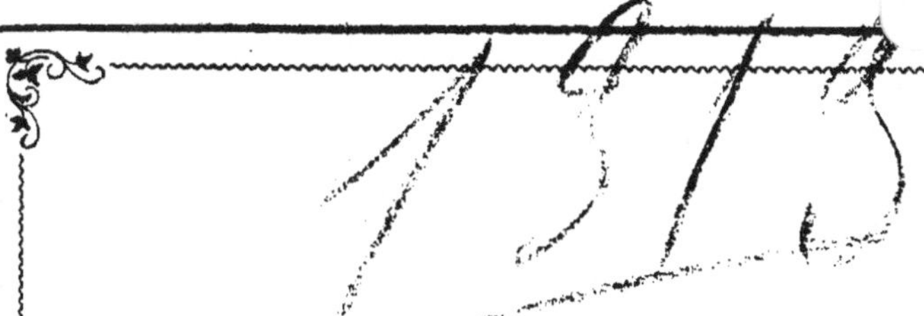

La Médecine

ET

La Question Sociale

PAR LE

Docteur A.-J. MUSY

OFFICIER D'ACADÉMIE
ANCIEN ÉLÈVE DU LABORATOIRE DE PATHOLOGIE EXPÉRIMENTALE
A LA FACULTÉ DE MÉDECINE DE PARIS
CHARGÉ DE MISSION PAR LE MINISTÈRE DE L'INTÉRIEUR (1899)
DIRECTEUR DE LA REVUE DE MÉDECINE ET DE SOCIOLOGIE
PROFESSEUR A L'UNION DES FEMMES DE FRANCE
MÉDECIN DE L'AMICALE DE LA PRÉFECTURE DE POLICE
DE L'ASSOCIATION DES JOURNALISTES RÉPUBLICAINS
DU PERSONNEL DE L'AUTOMOBILE-CLUB DE FRANCE, ETC.

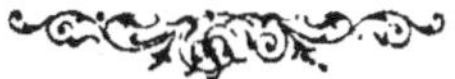

PARIS
IMPRIMERIE A. RAFFY, 32, RUE DE TURENNE
—
1904

La Médecine

ET

La Question Sociale

PAR LE

Docteur A.-J. MUSY

OFFICIER D'ACADÉMIE
ANCIEN ÉLÈVE DU LABORATOIRE DE PATHOLOGIE EXPÉRIMENTALE
A LA FACULTÉ DE MÉDECINE DE PARIS
CHARGÉ DE MISSION PAR LE MINISTÈRE DE L'INTÉRIEUR (1899)
DIRECTEUR DE LA REVUE DE MÉDECINE ET DE SOCIOLOGIE
PROFESSEUR A L'UNION DES FEMMES DE FRANCE
MÉDECIN DE L'AMICALE DE LA PRÉFECTURE DE POLICE
DE L'ASSOCIATION DES JOURNALISTES RÉPUBLICAINS
DU PERSONNEL DE L'AUTOMOBILE-CLUB DE FRANCE, ETC.

PARIS
IMPRIMERIE A. RAFFY, 32, RUE DE TURENNE

—

1904

Du même Auteur :

Anomalies des veines rénales et des uretères.

Anomalies du système rénal, *en collaboration avec le Docteur M. Jacquemet.*

Des rapports entre la Fièvre et l'Albumosurie, *in Bulletin de la Société de Biologie, 1898.*

Du Pneumothorax dans la Fièvre Typhoïde, *1900.*

Compte-rendu du Dispensaire de Montmartre, *in Lutte Antituberculeuse, 1902.*

La Médecine

ET

La Question Sociale [1]

Mesdames,

Messieurs,

Au début de cette réunion, après la présentation si flatteuse et le portrait si flatté que vient de faire notre sympathique président, en présence des personnalités éminentes que je reconnais au passage et qui ont voulu m'honorer une fois encore de leur précieuse sympathie, je ne sais comment admirer votre empressement, remercier votre amabilité et excuser ma hardiesse.

Combien d'autres, mieux que moi, auraient été désignés pour une si intéressante mission ! Combien se seraient plus avantageusement acquittés d'une tâche si délicate ! Je dois à la vérité d'affirmer qu'aucun n'y aurait apporté plus d'ardeur, plus de sollicitude et de conviction.

Aussi bien vous m'en saurez gré. Votre bienveillance me fera généreusement crédit. Tout l'honneur sera pour moi, et vous aurez tout le mérite.

I

Dire de la question sociale qu'elle domine aujourd'hui toutes les autres, est une expression devenue banale. Constater qu'elle se pose à tout propos, avec une acuité et sous des modalités qui en étonnent plus d'un, constitue presque un lieu commun. Un levain fermente dans les cerveaux et dans les consciences, et nous percevons nettement des symptômes

(1) Conférence donnée dans la Salle des Fêtes de la Mairie du 1er arrondissement, sous le Patronage de la Société Républicaine des Conférences Populaires.

évolutifs vers un avenir jaloux de ses secrets et lourd de conséquences. Cependant cet acheminement parmi le « continuel devenir » ne s'effectue point d'un pas uniforme. La maturité ne va pas apparaître à la même heure dans toutes les classes de la société. Plus prématurée chez les uns, elle sera par ailleurs plus tardive. La Médecine est une des branches des connaissances humaines où ces jeunes bourgeons doivent éclore les premiers.

C'est que les sciences médicales viennent de traverser elles-mêmes une phase véritablement révolutionnaire. Ainsi elles sont plus aptes aux nouvelles adaptations. Si « les révolutions violentes passent sans pouvoir établir autre chose de durable que les progrès pour lesquels une race était mûre (1) », il semble vraiment que cette révolution pacifique des sciences ait eu pour destinée de préparer l'évolution future que nous rêvons, et d'en assurer la pleine réussite.

L'homme n'est plus le Prométhée enchaîné dont le Destin cruel mord les flancs et ronge le cœur. Les chaînes brisées restent seules rivées au rocher, comme pour attester les douleurs anciennes. Nous connaissons nos adversaires, nous savons les dépister, trahis qu'ils sont par les réactions chimiques les plus délicates et les colorants les plus variés. L'optique recule chaque jour les limites jadis imposées à nos perceptions visuelles. Nos procédés d'investigations se multiplient, se perfectionnent et s'affinent pour nous permettre, comme le demande le professeur Morache, « de dégager le cri de la fonction troublée » et de « la rapporter à l'élément anatomique temporairement ou définitivement modifié » (2). Plus soucieuse d'aider la nature que d'entrer brutalement et aveuglément en lutte avec elle, la thérapeutique cherche à unifier ses méthodes et simplifie ses médications.

Ces conceptions purement théoriques, auxquelles je ne veux point m'attarder, dénotent un souci formel vers des applications sociologiques. En dépit des tentatives mesquines de ceux — heureusement fort rares — qui, par égoïsme ou par ambition, voudraient s'en tenir aux considérations

---

(1) Gustave Lebon, *Les Premières civilisations.*

(2) G. Morache, *La Profession médicale, ses devoirs, ses droits.*

scientifiques sans souscrire aux déductions philosophiques et aux conclusions pratiques, la Médecine est devenue *sociale* du jour où les connaissances acquises lui ont permis d'être *préventive*.

C'est bien ce qu'entrevoyait et de cœur et d'esprit, au-dessus des notions biologiques qu'il exposait, l'admirable savant, le sociologue profond et sincère que fut Pasteur. Ainsi après lui, digne plus que quiconque de comprendre son contemporain, s'exprimait le professeur Berthelot :

Par là même le rôle des savants, comme individu et comme classe sociale, a grandi sans cesse dans les Etats modernes. Mais nos devoirs vis-à-vis des autres hommes grandissent en même temps, ne l'oublions pas. Proclamons-le dans cette enceinte, dans le palais de la science française. Ce n'est pas pour la satisfaction égoïste de notre vanité privée, que le monde aujourd'hui rend hommage aux savants. Non ! C'est parce qu'il sait qu'un savant vraiment digne de ce nom consacre une vie désintéressée au grand Œuvre de notre époque : je veux dire à l'amélioration — trop lente, hélas ! à notre gré — du sort de tous, depuis les riches et les heureux jusqu'aux humbles, aux pauvres, aux souffrants (1).

Ces pensées, nous les sentions s'éveiller et s'agiter en nous, sans oser leur donner une formule définitive, craintifs peut-être de « nous égarer aux sentiers d'Utopie ». C'est pourquoi nous gardons une reconnaissance inaltérable à ceux qui nous ont établi cette formule et fixé ces préceptes. Si attirantes que puissent être les études spéculatives, quel que soit le charme puissant qu'elles offrent, à l'imagination d'un Aristote, d'un Kant ou d'un Descartes, les découvertes pratiques, utilitaires, tangibles d'un Pasteur, d'un Lister, d'un Berthelot, d'un Behring ne sont-elles pas plus touchantes !

Ces notions, il est nécessaires de les affirmer et aussi de les expliquer. Un danger menace : que la diffusion de ces connaissances aille contre le but entrevu et engendre des résultats précisément opposés à ceux que l'on recherche. Toute innovation réclame de la prudence... et des commen-

(1) Berthelot, Discours prononcé à la Sorbonne à l'occasion de la cérémonie de son cinquantenaire.

taires. N'est-ce pas la pensée de beaucoup que Tolstoï traduisait un jour en ces termes humoristiques :

> Si l'on voulait suivre les indications des médecins, grâce au microbe qu'ils voient partout, l'humanité, au lieu de tendre à l'union, doit aller à la désunion complète. Tout le monde, d'après leur doctrine, doit s'isoler et ne plus éloigner de sa bouche une seringue à acide phénique (d'ailleurs ils ont trouvé à présent que ce n'est plus bon) (1).

Ainsi « les doctrines microbiennes, considérées comme un progrès, seraient, au contraire, en résultat final et pratique, un retour en arrière, un obstacle à la fraternité des individus, à l'union des sociétés futures » (2). Je ne le pense pas. Et les faits vont, je crois, nous donner amplement raison.

II

Voyez plutôt ce qui s'est passé au point de vue de la Tuberculose. Les Compagnies d'assurances allemandes constatent avec effarement que leurs dividendes sont grevés, ruinés, écrasés. On recherche les causes de ce déficit. On découvre que c'est la tuberculose. En même temps que les compagnies jettent le cri d'alarme qui émeut les actionnaires, les médecins jettent les bases d'une organisation de lutte antituberculeuse. Des économies, se chiffrant par plusieurs millions, réalisées par l'Office Impérial du Travail, ont été le résultat de ces efforts. Il est regrettable que de semblables économies n'aient pas été réalisées en ce qui concerne le « capital humain ».

Le Sanatorium, qui a été l'arme de combat du début, n'a pas donné tout ce qu'on en espérait. Il est certain qu'avec son prix de revient très élevé, le nombre restreint de ses lits, son caractère presque uniquement curatif, le sanatorium n'est pas l'arme pratique. D'autant que nous ne disposons pas en France des ressources considérables que possèdent, de l'autre côté du Rhin, les caisses des Compagnies d'assu-

---

(1) Tolstoï, Cité par le docteur Michaud in *Chronique médicale*, février 1903.

(2) Docteur Michaud, *Ibid.*

rances. L'intervention de l'État sera nulle ou à peu près, car ses finances ne lui autorisent pas de grandes libéralités. Ce sera, sous une forme ou sous une autre, à la charité et à la générosité publiques que l'on s'adressera. Que l'on prenne garde toutefois de ne pas les lasser trop vite, en leur imposant sans merci des sacrifices formellement disproportionnés avec les résultats futurs ! Quand je songe qu'avec les quinze sanatoria en projet, qui exigeront pour leur édification et leur entretien plusieurs douzaines de millions, on disposera en fin du compte de 1.531 lits (1) ; et que treize sanatoria payants hébergeront au total 412 malades (2), je me demande si véritablement le sanatorium ne constitue pas, du moins en France, une erreur thérapeutique doublée d'une erreur financière.

En tout cas le branle était donné. Grâce à la faculté d'assimilation qui est le propre de notre caractère, l'erreur allemande a engendré le système français, essentiellement pratique et économique du Dispensaire.

Je ne m'attarderai pas à discuter quel fut le fondateur du Dispensaire Antituberculeux. Le docteur Bonnet, de l'Œuvre des Dispensaires Antituberculeux, déclare avoir créé le premier établissement de ce genre, 28, rue Saint-Lazare, en Janvier 1900. En fait, 28, rue Saint-Lazare, comme à Liège avec le docteur Malvoz, comme à Lille avec le docteur Calmette, les services du Dispensaire furent tout d'abord installés dans un annexe de Cabinet médical ou une dépendance de l'Institut Pasteur. Ce fut seulement en 1901, qu'on organisa les Dispensaires dans des locaux spécialements affectés ou construits à cet effet : Dispensaire Malvoz, Dispensaire Emile Roux à Lille, Dispensaire Calmette à Reims, Dispensaire de la rue de Bellefond et de Montmartre à Paris.

L'élan donné, grâce à l'appui des plus hautes personnalités politiques, M. Loubet, Président de la République, MM. Casimir Périer, ancien Président de la République, Waldeck-Rousseau, Président du Conseil des Ministres, Bourgeois, Président de la Chambre des Députés, Chaumié, Ministre de l'Instruction Publique, Bérard, sous-secrétaire d'État aux Postes

(1) Voir Carte de l'Armement antituberculeux, 1902.
(2) Carte de l'Armement antituberculeux, 1902.

et Télégraphes, Rouanet, député de Montmartre, Prévet, Sénateur ; sous l'impulsion des maîtres tels que Chantemesse, Brouardel, Landouzy, Grancher, Albert Robin, Letulle, une noble émulation s'emparait de nos confrères. A Bordeaux avec Dupeux, à Nantes avec Chachereau, à Autun avec Grillot, à Dijon avec Dubard, à Nancy avec Sogniès, à Limoges avec Marcland, à Saint-Étienne avec Convers, à Saint-Denis avec M. Thivet-Auctin, à Châlon avec Larcher, à Béziers avec M. Mas, généreusement secondé par MM. Grasset et Forgue, de toutes parts, en un mot, s'organisaient des Dispensaires.

Une véritable floraison de dévouement et de philanthropie a germé, dont les gerbes épaissies cachent, aux yeux des hommes de devoir, la vilenie des bassesses ou des hypocrisies.

Aussi bien vous vous représenterez aisément l'action bienfaisante et la portée sociale d'une telle organisation quand vous saurez que, dans chacun des Dispensaires fonctionnant à Paris, il ne vient pas moins de 50, 60 et 80 malades tous les jours. Et là avec une gratuité absolue, des médecins dévoués examinent, auscultent, soignent et surtout instruisent malades atteints ou menacés du terrible mal, curable comme tout autre aux périodes de début et plus facilement encore évitable grâce aux pratiques d'une hygiène appropriée.

III

A côté de la Tuberculose, voici son digne émule : l'Alcoolisme. Je sais que, pareil au voyageur d'antan, je vais m'avancer ici parmi des cendres mal éteintes... que dis-je, en plein incendie. Mais le sujet est trop grave et trop vital pour ne pas légitimer un effort énergique et la profession de foi la plus formelle. La question avait été fort bien posée par le professeur Laborde et avec lui par Debove, Faisans, Lancereaux, Legrain, Richer, Triboulet. D'une expression dont la portée n'avait peut-être pas été exactement mesurée, de conclusions non adéquates aux expériences, on a voulu après les travaux d'Atwater et de Bénédict, sous « l'égide de Duclaux (3) » aidé de M. Boix, soutenir que l'alcool est un aliment. Belle affaire, en vérité. Pour paraître subversive, la

(3) Docteur Triboulet, *Gazette des hôpitaux*, n° 5, 1903.

découverte n'est guère originale. « La question de la substitution des aliments les uns aux autres n'est ni aussi nouvelle, ni aussi simple » qu'on pourrait le croire. « Les méthodes de MM. Atwater et Bénédict ont été, dans leurs grandes lignes, employées avant eux par une série d'expérimentateurs, dont la seule énumération serait trop longue. Mais, premier point fondamental, il n'a pu être établi jusqu'ici que les aliments peuvent se substituer à doses isodynames, c'est-à-dire à poids dégageant la même quantité de chaleur par leur combustion. (1) »

M. Chauveau, professeur au Muséum et membre de l'Institut, qui est en France, le physiologiste dont les travaux sur cette question ont le plus d'autorité, donne de ses recherches des conclusions toutes différentes de celles de M. Duclaux.

M. Berthelot a dit par ailleurs : « L'alcool n'est pas un aliment, bien que ce soit un combustible. »

Et ce mot me servira de transition pour passer du domaine purement scientifique à ce considérant clinique du docteur Triboulet :

En raison des qualités de délicatesse fonctionnelle impalpables de certains organes, celles du système nerveux par exemple, que l'alcool fait perdre ou rend obtuses — sans compensation à attendre d'aucune formule scientifique — il faut conclure que le moteur humain, en France du moins, est inapte à marcher à l'alcool.

Et puisque nous en sommes sur cette comparaison mécanique du moteur, me permettra-t-on, sans oublier que comparaison n'est pas raison, de demander pourquoi, ayant à notre disposition des producteurs de force comme la dynamite et comme la panclastite, nous employons le banal moto-pétrole ? Raison bien simple, mais d'une logique irréfutable, c'est que l'atome de panclastite isodyname se rend intolérable à nos pauvres moteurs, qui n'en peuvent mais (2).

A vrai dire, la discussion est toute en surface. Aucun médecin sincère ne s'avisera de contester les méfaits de ce poison, de qui relèvent congestions cérébrales, méningées ou pulmonaires, cirrhoses du foie, dégénérescence graisseuse du cœur, lésions athéromateuses des vaisseaux, sclérose

(1) Docteur Weiss, *l'Eclair* du 8 Janvier 1903.
(2) Docteur Triboulet, *Gazette des hôpitaux*, Janvier 1903.

rénale, maladies et ulcérations d'estomac, ictère, vertiges, hallucinations, tremblements, paralysies, *delirium tremens* et folie enfin.

Aliment surprenant, en vérité, qui fait plus des deux tiers des tuberculeux et grâce à quoi, « tandis que la mortalité par phtisie pulmonaire chez les fermiers, agriculteurs, jardiniers et pêcheurs ne dépasse pas 100 à 120 par an, elle atteint pour les brasseurs et les marchands de vin le taux énorme de 334 et 295.

Liqueur vitale qui annihile la race au-delà des générations.

Legrain a pu suivre en tout 215 familles de buveurs et rechercher les stigmates de déchéance alcoolique jusque dans la seconde et la troisième génération. Les effets de l'alcoolisme dans ces 215 familles se traduisent à la première génération par 508 individus affectés de tares héréditaires.

L'influence de l'alcoolisme sur la fréquence des crimes et délits ressort d'une façon évidente des constatations de Marambat à la prison de Sainte-Pélagie. Sur un chiffre total de 2.932 détenus, Marambat a trouvé 2.109 victimes de l'intempérance, soit 72 p. 100. Sur ces 1.898 individus condamnés pour vol, recel, abus de confiance, escroquerie, etc., 1.346, soit 70 p. 100, étaient alcooliques. La proportion est encore plus forte parmi les condamnés pour coups et blessures, homicide involontaire, violences, voies de fait, etc. : sur 415 condamnations, 366, soit 88,2 p. 100, concernent des alcooliques. De même plus de la moitié des cas d'assassinat, meurtre, tentative de meurtre et incendie volontaire ont été commis par des alcooliques.

La fréquence des crimes et délits, le Samedi, le Dimanche et le Lundi, c'est-à-dire aux jours de la semaine où la consommation de l'alcool est la plus forte, ressort d'une manière frappante des relevés de Lang (1).

M'accorderez-vous que le médecin jouera un rôle utile à la société en disputant pied à pied chacune de ses victimes à ce fléau ? Son activité s'en est préoccupée. Vous le trouverez dans le rang des ligues de tempérance. Vous lirez son nom au bas des manifestes. Tandis que les économistes attendent le salut de mesures législatives sur les conditions

(1) A. JAQUET, *l'Alcoolisme*, in *Collection médico-chirurgicale*.

de production et de vente de l'alcool (prohibition, impôts, monopole et lois sur les cabarets), nous cherchons à organiser la prophylaxie de l'alcoolisme par l'éducation et l'instruction hygiéniques de l'individu. C'était le rêve du si regretté professeur Laborde. Il a eu la gloire et la joie d'assister aux premières réalisations de ses vœux. Sous son égide et avec son appui, le Dispensaire antialcoolique s'associera bientôt au Dispensaire antituberculeux. Heureux d'apporter dans la lutte cette arme nouvellement forgée, nous serons plus heureux encore de la mettre à la disposition de tous les gens de cœur dont le dévouement voudra s'unir à nos efforts « pour débarrasser l'humanité du chancre qui la ronge et menace de l'exterminer » (1).

IV

Faut-il oser aborder devant cet auditoire l'étude d'un troisième fléau qui décime nos populations, moins peut-être par les méfaits directement produits chez celui qui en est le premier atteint, que par les malheurs aveuglément essaimés parmi de trop nombreuses et trop tendres victimes. Ne justifierait-il pas notre attention, après avoir tenté le talent vigoureux et sincère d'un de nos plus sympathiques dramaturges. Les stigmates dont il marque affreusement et injustement des innocents qui n'en peuvent mais, méritent qu'on y réfléchisse. Ce sera un premier résultat, qu'au lieu d'être traité en paria et honteusement chassé, le syphilitique, puisqu'il faut l'appeler par son nom, soit considéré comme un malade ordinaire, seulement frappé d'un mal plus cruel. Mais ce premier pas est insuffisant. Il faut, pour la disparition de cette maladie et l'extirpation du virus, plaider courageusement contre les préjugés et transformer l'opinion publique. Il n'est pas de pire défaut que ceux qu'on ignore. Au lieu d'appliquer à cette plaie sociale la maxime du : « Pensez-y toujours, n'en parlez jamais », il importe qu'on en parle... et souvent. Laissons aux pusillanimes et aux égoïstes leur hypocrisie. C'est un abri commode à qui ne veut rien faire, et l'action est une forme de la sincérité. Rien de ce qui est dans l'ordre de la nature n'est ignominieux, c'est en abandonnant ce chemin normal qu'on court des risques de s'égarer aux sentiers honteux.

(1) A. Jaquet, *l'Alcoolisme*, in *Collection médico-chirurgicale.*

Instruisons sans crainte et sans relâche. Répandons les notions de contagiosité. Avertissons du péril de jeunes esprits, dont la réflexion n'est pas encore le domaine, et qui se prêtent aux pires expériences sans savoir à quelles conséquences pathologiques les enchaîne une cause attrayante. *Quos vult perdere dementat...* Croyez que vous n'apprendrez rien de bien nouveau à nos rhétoriciens, sinon qu'il se cache un danger cruel là où ils ne perçoivent qu'une romance sentimentale. Vous en préserverez beaucoup de la syncope qui les terrasse quand, un beau jour, le médecin est obligé de leur affirmer que... « c'est bien ça ». Vous épargnerez à plus d'un cette lâcheté de devenir — en transgressant l'ordre donné — un véritable criminel doté et patenté, un assassin légal bagué d'or et ganté de blanc.

V

Si l'on s'en rapporte à certains symptômes, études d'économie politique, tendances philosophiques, manifestations psychologiques, innovations commerciales, adaptations industrielles, on se rend compte que les luttes de l'avenir se livreront presque uniquement sur le terrain économique.

Le combat des générations futures aura pour théâtre les marchés. Là, il y aura peu à attendre du perfectionnement des armes, de la supériorité des engins destructeurs ou de l'énergie des explosifs. L'avantage appartiendra au peuple qui possédera le plus de cerveaux clairvoyants commandant à des bras plus robustes. A nous le devoir strict de former ces hommes de demain, de développer ces intelligences et ces muscles, de tremper ces caractères.

Ainsi nous apercevons, à côté des trois questions dont j'ai tenté d'esquisser l'étude, un nombre respectable d'autres sujets bien dignes de commentaires. C'est le devoir austère de la maternité, ce sont les grandioses responsabilités de la paternité, les sollicitudes minutieuses de l'éducation de l'enfance et de la formation de l'adolescent. Nous nous préoccupons aisément des tout petits. La tâche semble facile eu égard aux joies qu'elle procure. La grâce inexprimable de leur sourire et la fragilité de leurs gestes nous séduisent, et, penchés sur leurs berceaux nous pensons à peine qu'ils vont grandir. Aussi bien, il est indispensable que notre raison réfléchisse avant de laisser notre imagination se peupler de chimères. L'enfant ne doit pas être, comme il arrive hélas ! trop souvent de nos jours, un incident, je ne sais qu'elles bouches ont osé dire : « un accident ».

Sans recourir à des conseils de révision spéciaux, ni réclamer des certificats d'aptitude ou des brevets de capacité, j'exigerais volontiers des prochains fiancés un sérieux examen de conscience. Sur l'horizon qui va s'ouvrir devant eux, ils peuvent en partie, à leur gré, faire épanouir l'azur ou passer la tempête. La sélection physique existe au même titre que le perfectionnement moral, et si le poète a chanté jadis l'*Art d'être Grand'Père*, le médecin pourrait sans peine signer un traité portant le même titre et rempli d'utiles enseignements. Qu'avant de courir les hasards d'incurables remords, nos jeunes méditent cette phrase d'un contemporain : « Le temps cristallise nos actes et si durement qu'aucune force ne saurait les changer » (1).

Quand ces notions — particulièrement délicates, je le reconnais, mais susceptibles d'être comprises et appliquées — auront peu à peu pénetré dans les masses ; au fur et à mesure que l'on éveillera cette conscience du devoir, qu'on l'affinera, qu'on l'accoutumera à réfléchir sur ces problèmes, n'aura-t-on pas fait quelque chose d'utile pour la résolution des questions sociales ! Avec l'aide du temps et le labeur des bonnes volontés, tous s'habitueront à chercher en eux-mêmes, dans la considération de leur dignité et de leurs obligations personnelles, ces raisons de haute probité.

Etudiant dans un récent article la psychologie de la femme moderne, et se plaçant au point de vue particulier de la maternité, le docteur Toulouse se demandait si cette diffusion des données scientifiques, cette connaissance mise à la portée de toutes des risques, des complications et des affections possibles, n'inciterait pas même les plus courageuses à se dérober à cette mission. Je ne le crois pas. Le remède est trop près du mal, et la prophylaxie de ces complications sera trop facile quand on aura supprimé ces deux facteurs plus pathogènes que les germes infectieux : l'ignorance et l'incurie. Non la femme ne reculera pas devant les charges

(1) Edouard Rod, *la Cristallisation*.

de la maternité quand nous aurons su lui rendre — et lui maintenir — la situation morale qu'elle mérite et que nous lui aurons, d'autre part, enseigné à conserver la pureté des lignes, la tonicité des muscles et des chairs, qui font son légitime orgueil. Lorsque les pratiques de l'hygiène la plus primitive seront répandues, celles qui édifièrent les thermes antiques et qui donnèrent aux Assyriens, aux Perses, aux Grecs et aux Romains cette sorte de connaissance magique de la beauté, la femme jouera d'autant mieux son rôle qu'elle le comprendra davantage. Aux bains de Caracalla, dans l'ancienne Rome, trois milles personnes pouvaient se baigner à la fois. Il y avait 1.600 sièges de marbre ou de porphyre. Des baignoires de marbre reposaient sur le sol ou était suspendues en l'air, de sorte qu'on pouvait prendre son bain en se balançant. Ce n'est pas que mon imagination se prenne à rêver de thermes de porphyre ou de marbre. Mais je souhaiterais voir ces soucis de l'hygiène privée et publique, de l'amélioration physique de l'individu, de la perfectibilité de la race, occuper davantage l'esprit et fixer l'attention de ceux-là mêmes qui doivent les premiers bénéficier de ces progrès. Peut-être parviendrons-nous à ne plus mériter ce reproche énergique... et justifié que nous adresse le président Rosewelt quand il écrit :

> Dans un de ses romans les plus profondément mélancoliques, Alphonse Daudet parle de la peur qui hante la jeune épousée à l'idée de sa maternité prochaine. Quand de telles paroles peuvent être véridiquement prononcés sur une nation, elle est pourrie au cœur du cœur (1).

Et je crois que notre pays aurait besoin de connaître à nouveau les jours où les mères montraient orgueilleusement leurs fils comme les plus magnifiques joyaux quil fût donné de posséder.

VI

Mesdames,
Messieurs,

La bienveillance que je sollicitais tantôt ne m'a point manqué. Pardonnez-moi d'en avoir peut-être abusé et laissez-moi vous en remercier.

---

(1) Président Th. Rosewelt. *La vie intense*. Traduction de M. Izoulet. 1903.

Des sujets que je viens traiter devant vous, vous concevez toute l'importance. De ces problèmes vous percevez toutes les difficultés. C'est dire qu'il n'y aura jamais trop de bonnes volontés pour s'en préoccuper et s'en occuper. Tout l'avenir en germe dans ces questions vous commande impérieusement leur étude.

Des noms que j'ai cités, vous ont montré comment ces savants, que nous nous représentons volontiers isolés dans leur laboratoire, penchés sur leur microscope, ou absorbés par une réaction chimique, fermant l'oreille aux bruits du monde, suivent ou plutôt pressentent et prévoient les oscillations sociales des humanités qui les environnent. « Le rôle de la science n'est pas seulement de savoir, mais bien plus de prévoir » (1).

Leurs leçons ne sauraient être perdues, et leur exemple rester stérile. Leur voix est comme un écho de la Vérité totale répercutée aux rocs géants de l'infini. C'est pourquoi ces préoccupations nous hantent, ces sentiments nous animent, ces luttes pacifiques nous séduisent, assurés de répondre aux aspirations et aux nécessités de notre époque, d'obéir à l'appel de nos consciences, jaloux de mettre en pratique, dans notre modeste sphère, le conseil du maître qui nous a dit : « La médecine sera sociale, ou ne sera pas (2). »

(1) J. Izoulet, *La Cité moderne*.

(2) Berthelot, Discours prononcé à la Sorbonne à l'occasion de la cérémonie de son cinquantenaire.

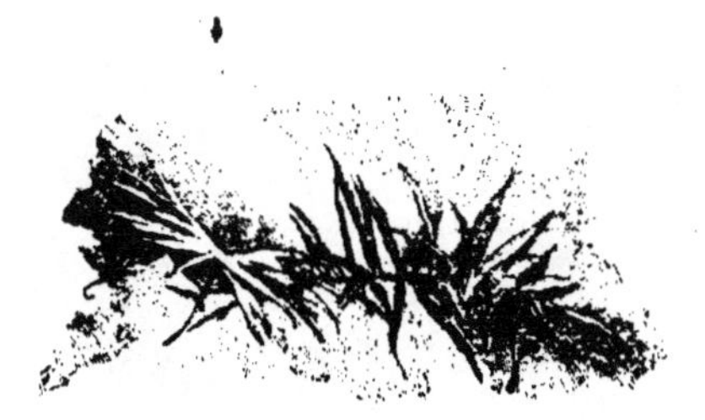

www.ingramcontent.com/pod-product-compliance
Lightning Source LLC
LaVergne TN
LVHW052040160826
845678LV00003B/1458

* 9 7 8 2 3 2 9 6 3 4 1 2 8 *